I0478036

SCHULUNGSBUCH FÜR FORTGESCHRITTENE

PERMANENT MAKE-UP ARTISTS:

MEISTERTECHNIKEN UND TRENDS IM PMU

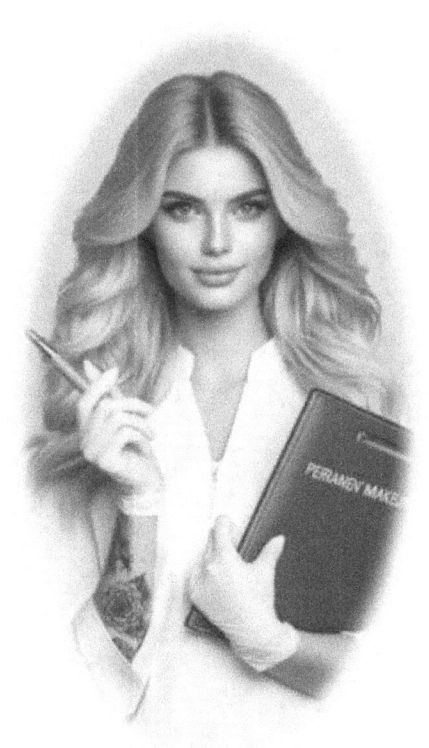

Inhaltsverzeichnis

Einleitung

Willkommen im fortgeschrittenen Permanent Make-up

Herzlich willkommen zu deinem nächsten Schritt in der Welt des Permanent Make-ups! Dieses Buch ist speziell für alle PMU-Künstlerinnen und -Künstler geschrieben, die ihre Fähigkeiten auf ein neues Level heben möchten.
Wenn du die Grundlagen bereits beherrschst und nun tiefer in fortgeschrittene Techniken und aktuelle Trends eintauchen willst, bist du hier genau richtig.

Die Bedeutung fortgeschrittener Techniken

Permanent Make-up ist eine Kunstform, die sich ständig weiterentwickelt. Neue Techniken und Trends entstehen, die es ermöglichen, noch präzisere und ästhetisch ansprechendere Ergebnisse zu erzielen. Fortgeschrittene Techniken sind entscheidend, um sich als PMU-Künstler abzuheben und den individuellen Bedürfnissen und Wünschen deiner Kunden gerecht zu werden.

Warum dieses Buch?

In diesem Buch werden nicht nur die fortgeschrittenen Techniken im Permanent Make-up detailliert beschrieben, sondern auch die neuesten Trends und Innovationen vorgestellt. Du erhältst wertvolle Einblicke in die verschiedenen Nadelmodule für PMU-Maschinen und lernst, wie du sie effektiv einsetzt. Darüber hinaus gibt es ein umfassendes Kapitel über Marketingstrategien, die dir helfen werden, deine Dienstleistungen professionell zu präsentieren und neue Kunden zu gewinnen.

Dein Begleiter auf dem Weg zum Erfolg

Jedes Kapitel dieses Buches ist darauf ausgelegt, dir praktisches Wissen und sofort anwendbare Techniken zu vermitteln. Mit detaillierten Schritt-für-Schritt-Anleitungen, praxisnahen Tipps und inspirierenden Fallstudien wirst du in der Lage sein, deine Fähigkeiten weiter zu verfeinern und deinen Kunden außergewöhnliche Ergebnisse zu liefern.

Ob du dich auf Nano Brows, glamouröse Lippen oder innovative Trends wie Aquarell Lips spezialisieren möchtest – dieses Buch wird dir als treuer Begleiter zur Seite stehen. Gemeinsam werden wir die faszinierende Welt des Permanent Make-ups erkunden und deine künstlerische Reise auf ein neues Niveau bringen.

Viel Spaß beim Lesen und Ausprobieren der Techniken!

Kapitel 1: Nano Brows

Einführung in Nano Brows

Nano Brows, auch als Nano-Blading bekannt, sind die nächste Stufe in der Entwicklung der Augenbrauen-Permanent-Make-up-Techniken. Diese Methode verwendet extrem feine Nadeln, um haarähnliche Striche zu erzeugen, die natürlicher und realistischer aussehen als traditionelle Microblading-Techniken. Diese Technik ist besonders beliebt bei Kundinnen, die dichte und definierte Augenbrauen wünschen, die dennoch natürlich wirken.

Techniken und Methoden

Nano Brows werden durch eine spezielle Maschine und ultrafeine Nadeln erstellt, die extrem präzise arbeiten. Im Gegensatz zum manuellen Microblading, bei dem ein Handstück verwendet wird, kommt hier eine maschinelle Technik zum Einsatz, die es ermöglicht, die Härchenzeichnung noch feiner und gleichmäßiger zu gestalten. Einige Schritte zur Durchführung von Nano Brows:

1. **Beratung und Planung**: Ein detailliertes Vorgespräch mit der Kundin, um die gewünschte Augenbrauenform und -farbe zu bestimmen.

2. **Vorzeichnung**: Mit einem speziellen Stift wird die gewünschte Form vorgezeichnet, um ein symmetrisches und harmonisches Ergebnis zu erzielen.

3. **Nano-Blading**: Mit der Maschine werden feine, haarähnliche Striche gezeichnet, die sich perfekt in die natürlichen Augenbrauen einfügen.

4. **Nachbehandlung**: Pflegeanweisungen zur optimalen Heilung und Farbhaltbarkeit.

Praxisbeispiele und Ergebnisse

Nano Brows ermöglichen es, beeindruckende und langlebige Ergebnisse zu erzielen. Durch die Präzision der Technik wirken die Augenbrauen sehr realistisch und natürlich. Hier sind einige Beispiele:

- **Feine Härchenzeichnung**: Besonders geeignet für Kundinnen mit dünnen oder spärlichen Augenbrauen.

- **Dichte Augenbrauen**: Ideal für Kundinnen, die volle und definierte Augenbrauen bevorzugen.

- **Korrigierte Asymmetrien**: Durch die präzise Strichführung können ungleichmäßige Augenbrauen harmonisiert werden.

Mit der richtigen Technik und Pflege können Nano Brows bis zu 18 Monate halten, bevor eine Auffrischung notwendig wird.

Kapitel 2: Mixed Technique

Kombination von Härchenzeichnung und Schattierung

Die Mixed Technique ist eine fortschrittliche Methode im Permanent Make-up, bei der die Techniken der Härchenzeichnung und der Schattierung kombiniert werden. Diese Technik ermöglicht es, Augenbrauen zu schaffen, die nicht nur Definition durch feine Härchen, sondern auch Tiefe und Fülle durch Schattierung erhalten. Das Ergebnis sind sehr natürliche und dennoch ausdrucksstarke Augenbrauen.

Anwendungsbereiche und Vorteile

Die Mixed Technique ist besonders vielseitig und eignet sich für eine Vielzahl von Kundentypen und Bedürfnissen:

1. **Dünne oder spärliche Augenbrauen**: Durch die Kombination von Härchenzeichnung und Schattierung können sehr natürliche und vollere Augenbrauen erzeugt werden.

2. **Asymmetrische Augenbrauen**: Diese Technik hilft, asymmetrische Augenbrauen zu harmonisieren und ein gleichmäßiges Aussehen zu erzielen.

3. **Narben und Lücken**: Mit der Schattierung können Narben und Lücken in den Augenbrauen kaschiert werden, während die Härchenzeichnung für Definition sorgt.

Techniken im Detail

1. **Vorbereitung und Design**: Wie bei allen Permanent-Make-up-Techniken beginnt die Mixed Technique mit einer detaillierten Beratung und Planung. Die gewünschte Form wird vorgezeichnet, um Symmetrie und Harmonie zu gewährleisten.

2. **Härchenzeichnung**: Mit einer feinen Nadel oder einem Microblading-Stift werden zunächst feine Härchenstriche gezeichnet. Diese Striche imitieren das natürliche Wachstum der Augenbrauenhaare und sorgen für Definition.

3. **Schattierung**: Im zweiten Schritt wird eine sanfte Schattierung zwischen den Härchenstrichen aufgetragen. Dies geschieht mit einer speziellen Maschine und ermöglicht es, die Augenbrauen voller und dichter erscheinen zu lassen.

4. **Abschließende Details**: Nachdem die Grundstruktur gesetzt ist, werden abschließende Details hinzugefügt, um das Ergebnis zu perfektionieren.

Tipps für perfekte Ergebnisse

1. **Farbauswahl**: Die richtige Farbauswahl ist entscheidend. Achte darauf, dass die Farbe zu den natürlichen Augenbrauen und dem Hautton der Kundin passt.

2. **Werkzeugwahl**: Verwende hochwertige Nadeln und Pigmente, um optimale Ergebnisse zu erzielen. Die Qualität der Materialien hat einen großen Einfluss auf das Endergebnis.

3. **Pflegehinweise**: Gib der Kundin detaillierte Pflegehinweise, um die Haltbarkeit und das Aussehen des Permanent Make-ups zu gewährleisten. Eine gute Nachsorge ist essenziell für ein langanhaltendes und schönes Ergebnis.

Fallstudien und Kundenfeedback

Praxisbeispiele und Feedback von zufriedenen Kunden können einen wertvollen Einblick in die Anwendung und die Ergebnisse der Mixed Technique geben. Hier einige Fallstudien:

- **Fallbeispiel 1**: Kundin A hatte sehr dünne Augenbrauen und wünschte sich ein natürliches, aber volleres Aussehen. Nach der Anwendung der Mixed Technique waren ihre Augenbrauen dicht und definiert, ohne künstlich zu wirken.

- **Fallbeispiel 2**: Kundin B hatte asymmetrische Augenbrauen mit Narben. Die Kombination aus Härchenzeichnung und Schattierung ermöglichte ein harmonisches und gleichmäßiges Ergebnis.

Kapitel 3: Lidstrich Vertiefung

Methoden zur Lidstrich Vertiefung

Die Lidstrich Vertiefung ist eine beliebte Technik im Permanent Make-up, die den Augen mehr Ausdruckskraft verleiht. Diese Methode kann den Wimpernkranz verdichten und die Augen optisch größer erscheinen lassen. Es gibt mehrere Techniken, die bei der Lidstrich Vertiefung angewendet werden können:

1. **Klassischer Lidstrich**: Ein einfacher, schmaler Lidstrich entlang des Wimpernkranzes, der die Augen betont, ohne zu auffällig zu sein.

2. **Schattierter Lidstrich**: Eine Kombination aus Lidstrich und Schattierung, die einen weichen, rauchigen Effekt erzeugt.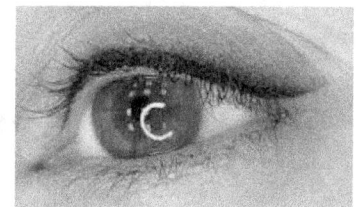

3. **Doppellidstrich**: Zwei parallele Linien, die das Auge dramatisch hervorheben.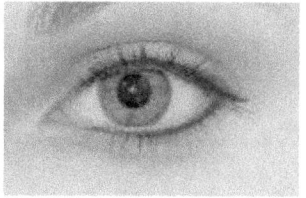

4. **Winged Eyeliner**: Ein Lidstrich, der nach außen hin in einer geschwungenen Linie ausläuft und einen Katzenaugen-Effekt erzeugt.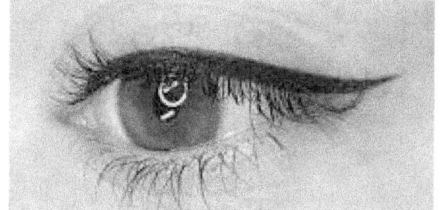

Für die Lidstrich Vertiefung benötigst du spezielle Materialien und Werkzeuge, um ein präzises und langanhaltendes Ergebnis zu erzielen:

1. **Pigmente**: Hochwertige, hypoallergene Pigmente, die speziell für die Augenpartie entwickelt wurden.

2. **Maschinen und Nadeln**: Präzise Permanent-Make-up-Maschinen und feine Nadeln, die für die Augenpartie geeignet sind.

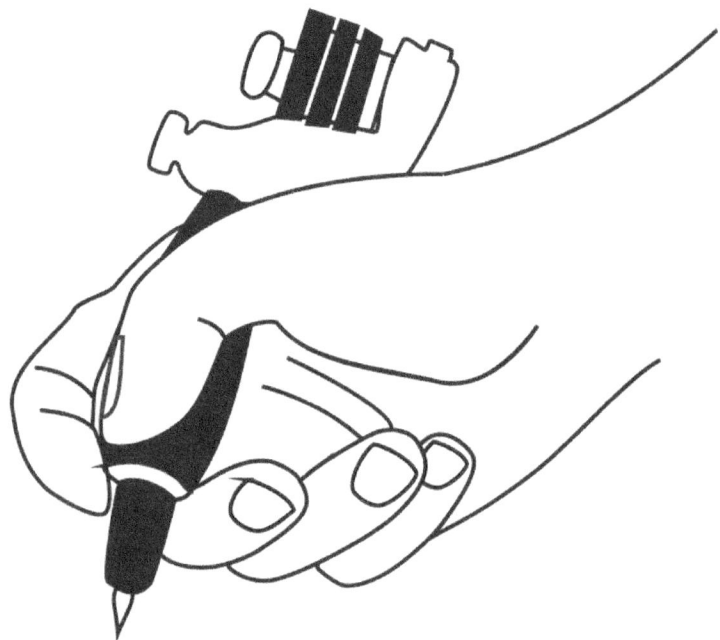

3. **Betäubungsmittel**: Spezielle Betäubungscremes, um den Schmerz während der Behandlung zu minimieren.

4. **Schutzmaterialien**: Augenpads und Desinfektionsmittel, um die Hygiene während der Behandlung zu gewährleisten.

Schritt-für-Schritt-Anleitung zur Lidstrich Vertiefung

1. **Vorbereitung**:
   - Bespreche mit der Kundin die gewünschte Form und Dicke des Lidstrichs.
   - Zeichne die gewünschte Form mit einem nicht permanenten Stift vor.

2. **Betäubung**:
   - Trage die Betäubungscreme auf das Augenlid auf und lasse sie einwirken.

3. **Lidstrich Zeichnung**:
   - Wähle die passende Nadel und das Pigment aus.
   - Beginne mit der Linienführung am inneren Augenwinkel und arbeite dich nach außen vor.
   - Achte darauf, gleichmäßige und präzise Linien zu ziehen.

4. **Nachbearbeitung**:
   - Kontrolliere das Ergebnis und füge bei Bedarf weitere Pigmente hinzu.
   - Reinige die Augenpartie vorsichtig und trage eine beruhigende Creme auf.

Vorher-Nachher-Vergleiche

Die Wirkung der Lidstrich Vertiefung ist beeindruckend und sofort sichtbar. Hier sind einige Beispiele, um die Transformation zu verdeutlichen:

- **Vorher**: Augen ohne Lidstrich, die weniger betont wirken.

- **Nachher**: Augen mit dezentem oder dramatischem Lidstrich, der den Blick intensiviert und das Auge optisch vergrößert.

Pflege und Nachsorge

Nach der Behandlung ist es wichtig, der Kundin klare Pflegehinweise zu geben, um die Haltbarkeit des Lidstrichs zu gewährleisten:

1. **Vermeide direktes Wasser auf den Augenlidern für die ersten 24 Stunden**.

2. **Verwende spezielle Pflegeprodukte**, um die Heilung zu unterstützen und Infektionen zu vermeiden.

3. **Trage keine Augen-Make-up-Produkte** auf, bis die Heilung abgeschlossen ist.

4. **Schütze die Augen vor direkter Sonneneinstrahlung und Solarium**.

Mit diesen Tipps und der richtigen Nachsorge wird die Lidstrich Vertiefung lange halten und die Augen der Kundin dauerhaft betonen.

Kapitel 4: Glamouröse Lippen

Lippenvergrößerung und -formung

Glamouröse Lippen sind der Traum vieler Kunden, und mit fortschrittlichen Permanent-Make-up-Techniken kannst du diesen Wunsch erfüllen. Die Lippenvergrößerung und -formung zielt darauf ab, die Lippen voller, definierter und symmetrischer erscheinen zu lassen.

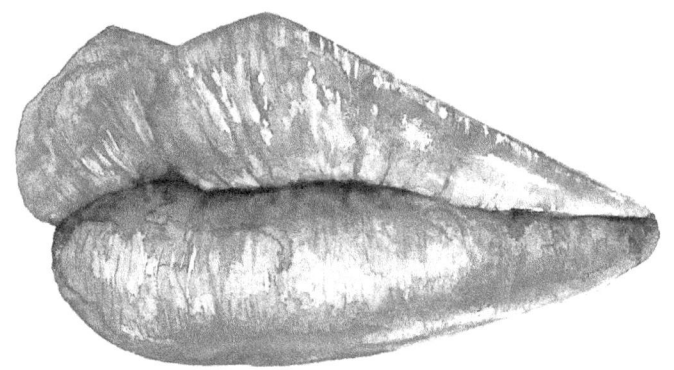

Techniken der Lippenvergrößerung

1. **Full Lip Tint**: Diese Technik füllt die gesamten Lippen mit Farbe, was sie voluminöser und lebendiger erscheinen lässt.

2. **Lip Contour**: Hierbei wird der äußere Rand der Lippen betont, um eine klare und definierte Form zu schaffen.

3. **3D-Lippen**: Durch die Kombination von Schattierungen und Highlights entstehen dreidimensionale Effekte, die die Lippen optisch vergrößern.

Farbwahl und Anwendungstechniken

Die Farbwahl spielt eine entscheidende Rolle bei der Lippenvergrößerung und -formung. Die Farbe sollte sowohl zum Hautton der Kundin als auch zu ihrer natürlichen Lippenfarbe passen.

1. **Natürliche Töne**: Für ein dezentes Ergebnis eignen sich natürliche Farben, die den Lippen einen sanften Hauch von Farbe verleihen.

2. **Kräftige Farben**: Für einen dramatischen Look können kräftige Rottöne oder Beerentöne verwendet werden.

3. **Farbmischung**: Durch das Mischen verschiedener Farbtöne kann ein individueller und einzigartiger Look kreiert werden.

Anwendungstechniken

1. **Vorbereitung**: Eine gründliche Beratung und Planung sind essenziell. Die gewünschte Lippenform und -farbe wird vorgezeichnet.

2. **Anästhesie**: Um den Komfort der Kundin zu gewährleisten, wird eine Betäubungscreme aufgetragen.

3. **Pigmentierung**: Mit einer feinen Nadel werden die Pigmente gleichmäßig und präzise in die Lippen eingebracht. Dabei wird in mehreren Schichten gearbeitet, um eine gleichmäßige Farbdeckung zu erreichen.

4. **Nachbearbeitung**: Nach der Pigmentierung werden die Lippen gereinigt und eine beruhigende Creme aufgetragen.

Fallstudien und Kundenfeedback

Praxisbeispiele und das Feedback zufriedener Kunden können die Wirksamkeit der Lippenvergrößerungstechniken veranschaulichen.

- **Fallbeispiel 1**: Kundin A wünschte sich vollere Lippen, die natürlich wirken. Nach der Behandlung mit der Full Lip Tint-Technik wirkten ihre Lippen voluminöser und gleichmäßiger.

- **Fallbeispiel 2**: Kundin B hatte asymmetrische Lippen und wünschte sich eine klar definierte Form. Durch die Lip Contour-Technik wurden ihre Lippen symmetrisch und präzise geformt.

Die richtige Pflege nach der Behandlung ist entscheidend für die Haltbarkeit und das Aussehen der pigmentierten Lippen.

1. **Vermeidung von Kontakt mit Wasser und Hitze**: Die Lippen sollten in den ersten Tagen nicht mit Wasser in Berührung kommen und direkter Hitze ausgesetzt werden.

2. **Anwendung von Pflegeprodukten**: Spezielle Lippenbalsame unterstützen die Heilung und verhindern das Austrocknen.

3. **Vermeidung von Schminke**: Bis zur vollständigen Heilung sollte keine dekorative Kosmetik aufgetragen werden.

4. **Sonnenschutz**: Die Lippen sollten vor direkter Sonneneinstrahlung geschützt werden, um ein Verblassen der Farbe zu verhindern.

Kapitel 5: Wimpernkranzverdichtung

Dichte Linienzeichnung für volle Wimpern

Die Wimpernkranzverdichtung ist eine subtile und dennoch wirkungsvolle Technik im Permanent Make-up, die den Wimpernkranz optisch verdichtet und die Augen hervorhebt. Durch die präzise Linienzeichnung entlang des Wimpernansatzes entsteht ein intensiverer Blick, ohne dass ein auffälliger Lidstrich sichtbar ist.

Auswahl der richtigen Nadelmodule

Die Wahl der richtigen Nadelmodule ist entscheidend für eine erfolgreiche Wimpernkranzverdichtung. Hier sind einige empfohlene Nadelmodule und ihre Einsatzbereiche:

1. **1-Point Liner Nadel**: Diese Nadel eignet sich hervorragend für die präzise Linienführung entlang des Wimpernkranzes.

2. **3-Point Liner Nadel**: Ideal für eine etwas breitere und dichtere Linie, die dennoch natürlich wirkt.

3. **5-Point Shader Nadel**: Diese Nadel kann für eine sanfte Schattierung und Übergänge verwendet werden, um den Wimpernkranz natürlicher wirken zu lassen.

1. **Vorbereitung und Beratung**
   - Bespreche mit der Kundin das gewünschte Ergebnis und kläre alle offenen Fragen.
   - Zeichne die gewünschte Linienführung mit einem nicht permanenten Stift vor, um die Form zu überprüfen.

2. **Betäubung**
   - Trage eine geeignete Betäubungscreme auf den Wimpernkranz auf und lasse sie ausreichend einwirken.

3. **Linienzeichnung**
   - Wähle die passende Nadel und das Pigment aus.
   - Beginne am inneren Augenwinkel und arbeite dich entlang des Wimpernkranzes nach außen vor.
   - Achte darauf, die Linien so nah wie möglich an den natürlichen Wimpern zu ziehen, um ein realistisches Ergebnis zu erzielen.

4. **Nachbearbeitung**
   - Kontrolliere die Dichte und Gleichmäßigkeit der Linie.
   - Reinige die behandelte Stelle vorsichtig und trage eine beruhigende Creme auf.

Pflege und Nachsorge

Um ein langanhaltendes und schönes Ergebnis zu gewährleisten, ist die richtige Pflege nach der Behandlung entscheidend:

1. **Vermeidung von Wasser und Reibung**: In den ersten Tagen sollte der Wimpernkranz vor Wasser und Reibung geschützt werden.

2. **Verwendung von Pflegeprodukten**: Spezielle Pflegeprodukte können den Heilungsprozess unterstützen und die Haltbarkeit verbessern.

3. **Vermeidung von Augen-Make-up**: Bis zur vollständigen Heilung sollte auf das Auftragen von Augen-Make-up verzichtet werden.

4. **Sonnenschutz**: Direkte Sonneneinstrahlung und Solarium sollten vermieden werden, um ein Verblassen der Pigmente zu verhindern.

Vorteile der Wimpernkranzverdichtung

1. **Natürliches Aussehen**: Die Technik sorgt für einen dezenten, aber effektiven Look.

2. **Langanhaltende Ergebnisse**: Mit der richtigen Pflege kann das Ergebnis bis zu 18 Monate halten.

3. **Wenig Wartung**: Im Vergleich zu künstlichen Wimpernverlängerungen ist die Wimpernkranzverdichtung pflegeleicht und erfordert keine regelmäßigen Auffüllungen.

Praxisbeispiele und Kundenfeedback

Die Ergebnisse der Wimpernkranzverdichtung können beeindruckend sein und das Selbstbewusstsein der Kundinnen stärken:

- **Fallbeispiel 1**: Kundin A wollte einen intensiveren Blick, ohne täglich Eyeliner auftragen zu müssen. Nach der Wimpernkranzverdichtung wirkte ihr Blick ausdrucksstärker und definiert.

- **Fallbeispiel 2**: Kundin B litt unter dünnen Wimpern und wünschte sich eine optische Verdichtung. Die subtile Linienzeichnung entlang des Wimpernkranzes gab ihr den gewünschten Effekt.

Kapitel 6: Trends im Permanent Make-up

Aquarell Lips

Die Aquarell Lips-Technik verleiht den Lippen ein weiches, pudriges Aussehen ohne harte Konturen. Diese Methode, auch als „Watercolor Lips" bekannt, bietet einen natürlichen Look, der die Lippen frisch und jugendlich erscheinen lässt.

1. **Technik und Ausführung**:

   o **Vorzeichnung**: Die Konturen werden leicht und verschwommen vorgezeichnet.

   o **Pigmentierung**: Sanfte Farben werden in Schichten aufgetragen, um einen Verlaufseffekt zu erzielen.

   o **Nachbehandlung**: Die Lippen werden mit einer pflegenden Creme behandelt, um die Heilung zu unterstützen.

2. **Vorteile**:

   o **Natürlicher Look**: Ideal für Kundinnen, die ein dezentes Ergebnis bevorzugen.

   o **Langanhaltend**: Mit der richtigen Pflege hält der Effekt mehrere Monate.

Sommersprossen-Tattoos

Sommersprossen-Tattoos sind ein verspielter Trend, der dem Gesicht einen frischen und natürlichen Touch verleiht. Diese Technik imitiert natürliche Sommersprossen und kann auf Wunsch dezent oder auffällig gestaltet werden.

1. **Technik und Ausführung**:

   o **Vorzeichnung**: Die Sommersprossen werden vorab leicht aufgezeichnet, um die Platzierung zu überprüfen.

   o **Pigmentierung**: Mit einer feinen Nadel werden kleine Punkte in verschiedenen Farbtönen aufgetragen, um ein realistisches Aussehen zu erzielen.

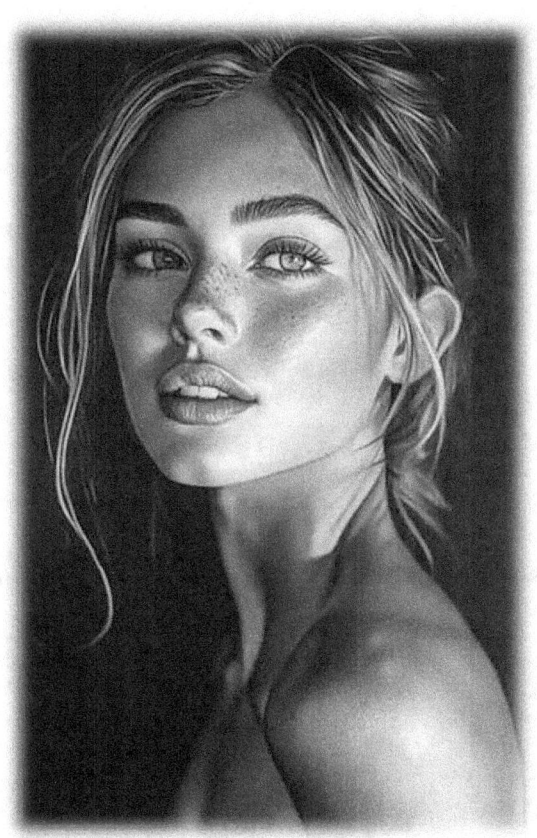

2. **Vorteile**:

- o **Individuell anpassbar**: Die Anzahl und Platzierung der Sommersprossen kann an die Wünsche der Kundin angepasst werden.

- o **Natürlich und charmant**: Verleiht dem Gesicht einen jugendlichen und verspielten Look.

Eyeliner-Tattoos

Eyeliner-Tattoos bieten eine dauerhafte Möglichkeit, die Augen zu betonen, ohne täglich Eyeliner auftragen zu müssen. Diese Technik kann von dezent bis dramatisch variiert werden.

1. **Technik und Ausführung**:

- o **Vorbereitung**: Die gewünschte Form und Dicke des Eyeliners werden vorgezeichnet.

- o **Pigmentierung**: Mit einer feinen Nadel wird das Pigment entlang des Wimpernkranzes aufgetragen, um die Augen zu betonen.

- o **Nachbehandlung**: Eine beruhigende Creme wird aufgetragen, um die Heilung zu unterstützen.

2. **Vorteile**:

- o **Zeitersparnis**: Kein tägliches Auftragen von Eyeliner mehr nötig.

- o **Langanhaltendes Ergebnis**: Hält bei richtiger Pflege bis zu 2 Jahre.

Lip Blushing

Lip Blushing ist eine Technik, bei der die Lippen eine sanfte Farbauffüllung erhalten. Das Ergebnis sind natürlich wirkende, frisch gebissene Lippen, die dauerhaft gepflegt aussehen.

1. **Technik und Ausführung**:

- o **Vorbereitung**: Die Lippen werden gereinigt und eine Betäubungscreme aufgetragen.

- o **Pigmentierung**: Mit einer feinen Nadel wird das Pigment in mehreren Schichten gleichmäßig aufgetragen, um einen natürlichen Effekt zu erzielen.

2. **Vorteile**:

- o **Natürlicher Farbton**: Verleiht den Lippen eine frische, natürliche Farbe.

- o **Langanhaltend**: Die Ergebnisse können mehrere Monate halten, bevor eine Auffrischung nötig ist.

Groomed Glow ist ein Trend, der auf strahlende und geschmeidige Haut abzielt, die wie ungeschminkt aussieht. Diese Technik umfasst verschiedene Ansätze, um die Haut zu pflegen und aufzuhellen.

1. **Technik und Ausführung**:

    o **Pflege**: Intensive Pflegebehandlungen, die die Haut mit Feuchtigkeit versorgen und aufhellen.

    o **Pigmentierung**: Leichte Pigmentierungen, um den Teint zu verbessern und einen gleichmäßigen Hautton zu erzielen.

2. **Vorteile**:

    o **Frischer Teint**: Verleiht der Haut ein gesundes und strahlendes Aussehen.

    o **Wenig Aufwand**: Minimaler Pflegeaufwand für einen langanhaltenden Glow.

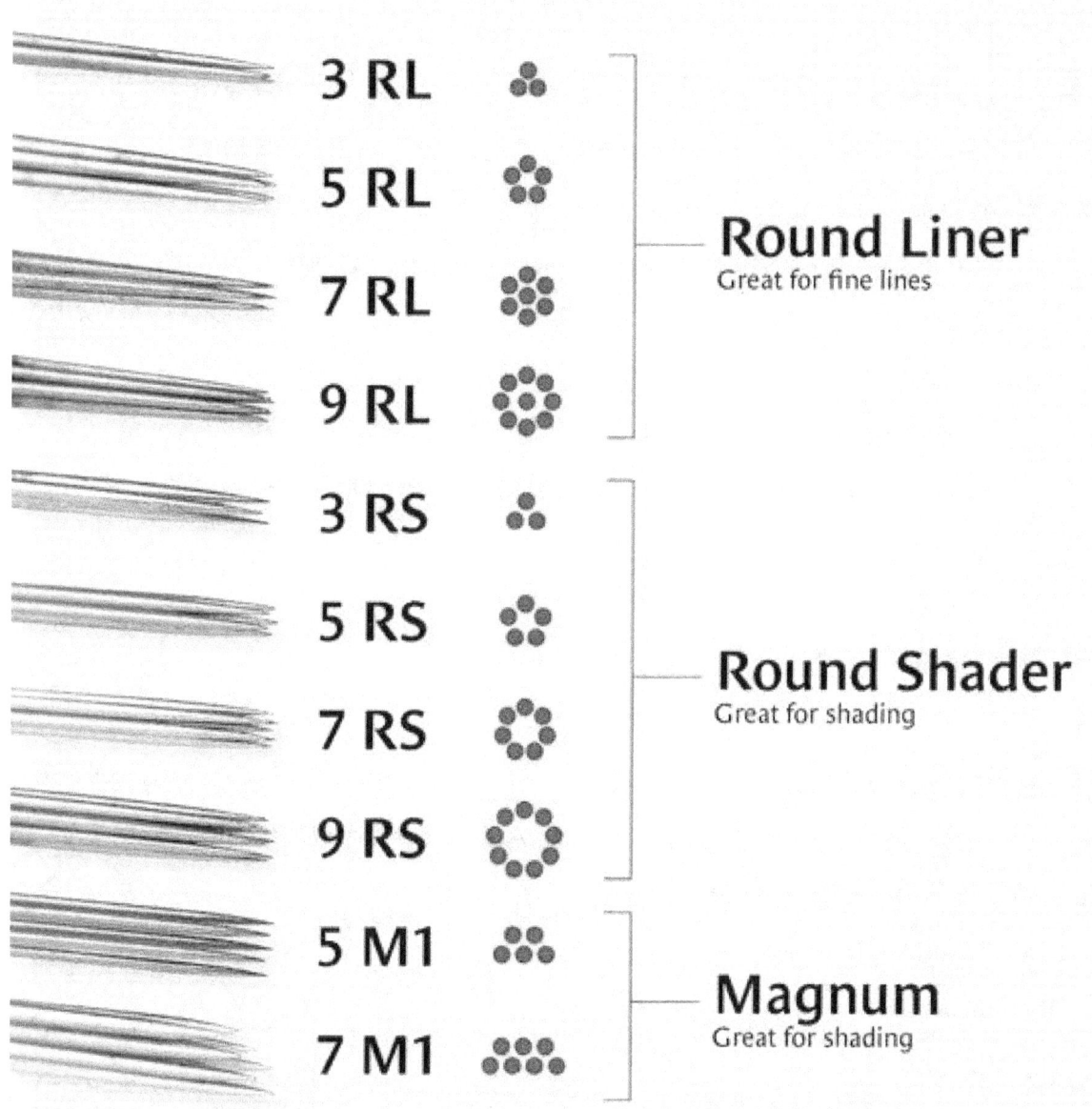

3 RL — Round Liner — Great for fine lines
5 RL
7 RL
9 RL

3 RS — Round Shader — Great for shading
5 RS
7 RS
9 RS

5 M1 — Magnum — Great for shading
7 M1

Round Liner Nadeln

Round Liner Nadeln sind vielseitige Werkzeuge, die für präzise Linien und feine Details verwendet werden. Sie eignen sich besonders gut für das Zeichnen von Augenbrauenkonturen und Lidstrichen.

1. **Eigenschaften**:
   - Feine Spitze für präzise Linien
   - Ideal für detaillierte Arbeiten
   - Geeignet für Augenbrauen- und Lidstrichtechniken

2. **Anwendung**:
   - **Augenbrauenkontur**: Schaffe klare und definierte Augenbrauenlinien.
   - **Lidstrich**: Ziehe präzise und feine Linien entlang des Wimpernkranzes.

Round Shader Nadeln

Round Shader Nadeln sind ideal für weiche Schattierungen und das Erstellen von sanften Übergängen. Sie werden häufig bei Augenbrauen und Lippen verwendet, um einen natürlichen Look zu erzielen.

1. **Eigenschaften**:
   - Mehrere Nadeln, die in einer kreisförmigen Anordnung angeordnet sind
   - Perfekt für Schattierungen und weiche Übergänge

2. **Anwendung**:

- o **Augenbrauen**: Erzeuge weiche Schattierungen zwischen den Härchenzeichnungen.
- o **Lippen**: Schaffe natürliche Farbverläufe und sanfte Schattierungen.

Magnum Nadeln

Magnum Nadeln bestehen aus mehreren Nadelreihen und sind ideal für größere Flächen und das Einpacken von Farbe. Sie werden häufig bei Lippen- und Lidstrichtechniken eingesetzt.

1. **Eigenschaften**:

- o Mehrere Nadeln in parallelen Reihen angeordnet
- o Ideal für größere Flächen und intensive Farbaufträge

2. **Anwendung**:

- o **Lippen**: Fülle die gesamten Lippen mit Farbe, um einen intensiven Look zu erzielen.
- o **Lidstrich**: Schaffe dichte und breite Lidstriche für einen dramatischen Effekt.

Microblading Nadeln

Microblading Nadeln sind speziell
für die manuelle
Härchenzeichnung entwickelt.
Diese Nadeln sind dünn und
ermöglichen präzise,
haarähnliche Striche für natürliche
Augenbrauen.

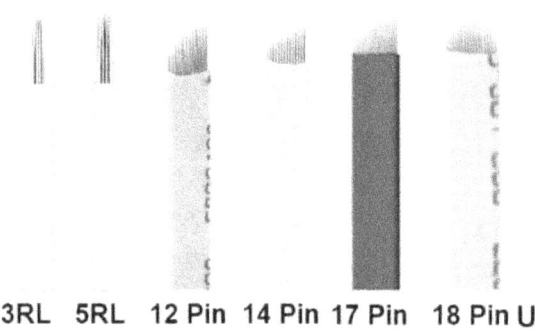

3RL 5RL 12 Pin 14 Pin 17 Pin 18 Pin U

1. **Eigenschaften**:

   o Dünne und feine Nadeln in einer Reihe angeordnet
   o Ideal für präzise Härchenzeichnungen

2. **Anwendung**:

   o **Augenbrauen**: Zeichne haarähnliche Striche, um natürliche und
      realistische Augenbrauen zu schaffen.

Long Taper Nadeln

Long Taper Nadeln haben eine lange Verjüngung und sind vielseitig einsetzbar. Sie
eignen sich für verschiedene
Techniken und bieten eine
präzise und gleichmäßige
Pigmentierung.

Long Taper

3 pin

6.5 mm

1. **Eigenschaften**:

   o Lange Verjüngung für präzise Linien und Schattierungen

   o Vielseitig einsetzbar

2. **Anwendung**:

   o **Augenbrauen**: Verwende sie für feine Linien und sanfte Schattierungen.

   o **Lippen**: Schaffe gleichmäßige Farbverläufe und Konturen.

Nano Nadeln

Nano Nadeln sind extrem feine Nadeln, die für detaillierte und präzise Arbeiten verwendet werden. Sie sind ideal für fortgeschrittene Techniken wie Nano Brows und detaillierte Lippenarbeiten.

1. **Eigenschaften**:

   o Extrem feine Spitze für höchste Präzision

   o Ideal für detaillierte Arbeiten

2. **Anwendung**:

   o **Nano Brows**: Zeichne extrem feine, haarähnliche Striche für natürliche Augenbrauen.

   o **Lippen**: Erzeuge präzise Konturen und Farbverläufe.

Outliner Nadeln sind speziell für die Konturierung und das Definieren von Augenbrauen und Lippen entwickelt. Sie ermöglichen klare und scharfe Linien, die den Look präzise abrunden.

1. **Eigenschaften**:

   o Scharfe Spitze für klare Linien
   o Ideal für Konturierung und Definition

2. **Anwendung**:

   o **Augenbrauen**: Schaffe klare und definierte Konturen.
   o **Lippen**: Ziehe präzise Lippenkonturen für einen scharfen Look.

Kapitel 8: Marketing für PMU Artists

Grundlagen der Fotografie

Für beeindruckende Vorher-Nachher-Bilder ist eine gute Fotografie essenziell. Hier einige wichtige Aspekte:

1. **Beleuchtung**:

   o **Natürliche Lichtquellen**: Tageslicht ist ideal für natürliche Aufnahmen.
   o **Künstliche Lichtquellen**: LED-Ringleuchten oder Softboxen sorgen für gleichmäßiges Licht.

2. **Kameraausrüstung**:

   o **Smartphone vs. professionelle Kamera**: Hochwertige Smartphone-Kameras reichen oft aus, können aber durch DSLR-Kameras ergänzt werden.
   o **Stativ**: Ein Stativ stabilisiert die Kamera und verhindert verwackelte Bilder.

3. **Bildkomposition**:

   o **Platzierung**: Achte darauf, dass das Gesicht zentral und gleichmäßig ausgeleuchtet ist.
   o **Perspektive**: Fotografiere aus einem leicht erhöhten Winkel für vorteilhafte Aufnahmen.

Vorbereitung des Modells

Um authentische und aussagekräftige Vorher-Nachher-Bilder zu erstellen, ist die Vorbereitung entscheidend:

1. **Vorher-Bilder**:

   - Zeige die ungeschminkte, natürliche Ausgangssituation.
   - Verwende neutralen Hintergrund und gleichmäßige Beleuchtung.

2. **Nachher-Bilder**:

   - Stelle sicher, dass das Make-up frisch und gut sichtbar ist.
   - Verwende denselben Hintergrund und dieselbe Beleuchtung wie bei den Vorher-Bildern, um die Veränderung deutlich zu machen.

Bildbearbeitung

Auch wenn Authentizität wichtig ist, kann eine leichte Bildbearbeitung die Qualität der Bilder verbessern:

1. **Software und Apps**:

   - Nutze Tools wie Adobe Lightroom, Snapseed oder VSCO für einfache Bearbeitungen.

2. **Einfache Bearbeitungstechniken**:

   o **Helligkeit und Kontrast**: Passe Helligkeit und Kontrast an, um die Details zu betonen.

   o **Farbkorrektur**: Stelle sicher, dass die Hauttöne natürlich und gleichmäßig wirken.

Präsentation und Branding

Ein professionelles Erscheinungsbild stärkt die Marke und schützt vor unautorisiertem Gebrauch:

1. **Wasserzeichen und Logos**:

   o Füge ein dezentes Wasserzeichen oder Logo hinzu, um die Bilder zu schützen.

   o Positioniere das Wasserzeichen an einer Stelle, die das Bild nicht stört, aber dennoch sichtbar ist.

2. **Text und Beschreibungen**:

   o Verfasse kurze, prägnante und informative Bildunterschriften.

   o Erwähne spezifische Techniken und Produkte, die verwendet wurden.

Gezieltes Marketing auf sozialen Medien kann die Reichweite und den Erfolg deines PMU-Business erheblich steigern:

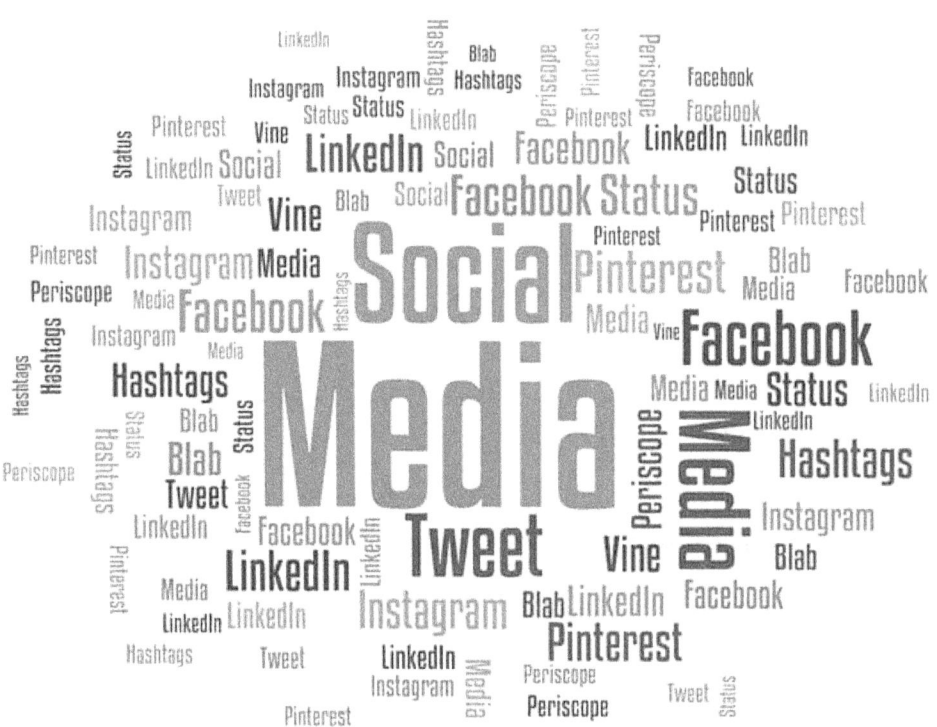

1. **Plattformen**:

   o **Instagram**: Ideal für visuelle Inhalte und direkter Kundenkontakt.
   o **Facebook**: Bietet eine breite Nutzerbasis und vielfältige Werbemöglichkeiten.
   o **Pinterest**: Perfekt, um Inspiration zu teilen und die eigene Arbeit zu präsentieren.

2. **Post-Frequenz**:

   ○ Poste regelmäßig, aber ohne deine Follower zu überfluten!
     2-3 Mal pro Woche ist ein guter Richtwert.
   ○ Verwende Stories und Live-Videos, um Einblicke hinter die Kulissen zu
     geben.

3. **Interaktion mit der Community**:

   ○ Antworte auf Kommentare und Nachrichten, um eine starke Bindung
     zu deinen Followern aufzubauen.
   ○ Veranstalte Gewinnspiele oder Q&A-Sessions, um das Engagement zu
     erhöhen.

Schlusswort

Während unserer Reise durch die faszinierende Welt des Permanent Make-ups hast du eine Vielzahl an fortgeschrittenen Techniken und innovativen Trends kennengelernt. Von den präzisen Nano Brows über die kreative Mixed Technique bis hin zur glamourösen Lippenpigmentierung – dieses Buch soll dir als wertvolle Ressource und Inspirationsquelle dienen.

Zusammenfassung der wichtigsten Punkte

Die Kunst des Permanent Make-ups entwickelt sich ständig weiter und bietet unzählige Möglichkeiten, die natürliche Schönheit zu unterstreichen und zu verbessern. Die Wahl der richtigen Techniken und Materialien ist entscheidend, um atemberaubende Ergebnisse zu erzielen. Auch das Wissen über aktuelle Trends und die effektive Nutzung von Marketingstrategien können dir helfen, dein Geschäft zu erweitern und neue Kunden zu gewinnen.

Weiterführende Ressourcen

Die Welt des Permanent Make-ups ist umfangreich und bietet stets Neues zu entdecken. Ich empfehle dir, kontinuierlich Weiterbildungen und Workshops zu besuchen, um stets auf dem neuesten Stand der Technik zu bleiben. Fachzeitschriften, Online-Kurse und Branchenkonferenzen sind ebenfalls hervorragende Quellen, um dein Wissen zu vertiefen und dich mit anderen Experten auszutauschen.

Danksagung

Abschließend möchte ich mich bei dir bedanken, dass du dieses Buch gewählt hast, um deine Fähigkeiten im Permanent Make-up zu erweitern. Dein Engagement und deine Leidenschaft für diese Kunstform sind bewundernswert. Ich hoffe, dass dir dieses Buch auf deinem Weg zu noch mehr Erfolg und Zufriedenheit verhilft.

Viel Erfolg und Freude bei der Anwendung der Techniken und dem Erreichen deiner Ziele!

Laura Dorsch
Staatlich anerkannte Kosmetikerin und erfahrene Permanent Make-up Artist

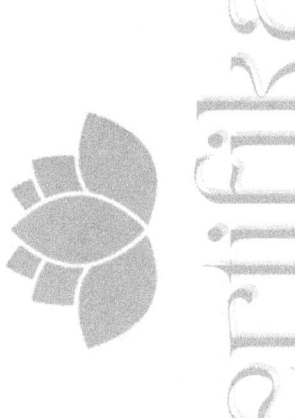

Zertifikat

über die erfolgreiche Teilnahme an
der Schulung für

Fortgeschrittenes Permanent Make-up: Expertenwissen und Trendtechniken

Hiermit bestätige ich

die Teilnahme an der Schulung.

Laura Dorsch

Schulungsleiter/-in

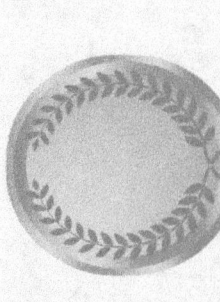

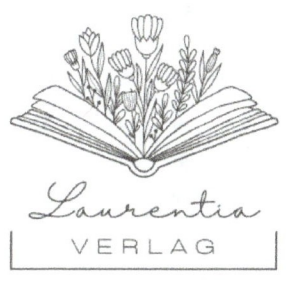